PHILOSOPHIE

DE LA

MÉDECINE

PAR

JEAN BERNARD

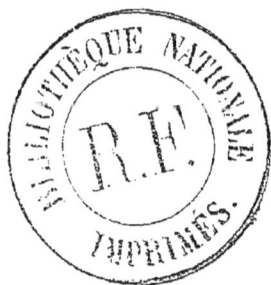

PARIS

LIBRAIRIE INTERNATIONALE

A. LACROIX, VERBOECKHOVEN et Cᵉ, EDITEURS

15, boulevart Montmartre et faubourg Montmartre, 13

MÊME MAISON A BRUXELLES, A LEIPZIG ET A LIVOURNE

—

1871

PARIS. — IMPRIMERIE ÉMILE VOITELAIN ET Cie

rue Jean-Jacques-Rousseau, 61

PHILOSOPHIE

DE LA

MÉDECINE

I

Le but de la science, c'est l'homme lui-même.

L'homme a tant besoin de se connaître qu'il commence par mettre une fiction à la place de cet inconnu qui l'épouvante. D'abord c'est un paravent pour éviter le vertige, une toile peinte qui masque un abîme d'obscurités. Le sujet lui paraît terrible afin qu'on n'y touche pas; puis il le croit plus doux et montrant des perspectives qui veulent représenter l'infini.

Telle fut la naissance de la pensée humaine. Ne pouvant échapper à sa tâche, elle essaya toujours, malgré toute compression, de voir au delà des bornes apparentes.

C'est ainsi que toute découverte positive devint la base d'un essai d'explication de l'être, et que plus tard l'homme, ayant conscience de sa raison, essaya de se connaître lui-même en appliquant cette raison aux sentiments qui le possédaient.

De là naquit la philosophie, d'abord bégayante, ennemie vaincue d'avance de la religion. Chaque essai de philosophie tourna en dogme religieux, jusqu'à ce qu'enfin assez puissante, elle se soutint d'elle-même, et par les efforts de quelques hommes de génie, parvint à trouver et à établir quelques vérités primitives. Seulement les corollaires furent mal tirés et leurs conséquences déplorables.

Mais aussi c'était prendre l'arbre de la science par les

branches. De même qu'un peintre ne produit pas un arbre, mais n'en fait qu'une figure trompeuse, la philosophie ne fit que mieux constater l'être, mais ne le connut pas.

Mais la religion et la philosophie se regardant toujours avec méfiance, tantôt se faisant des concessions réciproques, tantôt cherchant à se contrôler l'une l'autre, voyaient naître d'elles et grandir à leur côté une chose modeste d'abord, mais déjà amie de l'homme, le servant sans l'effrayer ni le tromper, adoucissant ses travaux et ses douleurs, élargissant ses horizons, fortifiant sa raison : c'était la science, dont les services trop intimes et trop prosaïques ne furent point appréciés à leur valeur, même par ses premiers adeptes encore inconscients. Bien longtemps elle ne trouva qu'indifférence et dédain ; tenue en suspicion par ses deux aînées, puis frappée sans pitié par ces deux affolées de peur, sans défense parce qu'elle était sans charmes, elle se trouva immortelle et grandit, grandit encore, n'étouffant ses deux rivales que par son ombre.

Sa mission était de naître et de grandir contre tout. Rien ne lui appartient qui soit concédé. Tout doit être acquis de haute lutte contre toutes les forces humaines qui se sont organisées sans elle. Aussi sa pureté est absolue; c'est vraiment la vierge immaculée. Elle ne fût point née, si quoi que ce soit eût été assez fort pour l'empêcher de naître; elle est venue de l'homme et doit maintenant être reconnue comme une de ses fonctions.

Mais combien son histoire est longue! Combien d'hésitations, combien de retours en arrière, combien d'impostures prirent son nom, combien d'erreurs de bonne foi aussi!

Ce n'est point seulement d'un ensemble de faits que se compose la vraie science. D'abord, les conséquences qui en résultent régulièrement sont inestimables; et d'un autre côté, l'habitude du raisonnement logique qui finit toujours par voir ses conclusions vérifiées, aguerrit la raison humaine contre les fantômes du sentiment et de l'imagination. L'homme moderne fait dans la science des pas incomparablement plus grands que les anciens, et sachant mieux descendre en lui-même, il se reconnaît des propriétés nouvelles.

La grande méthode qui permet d'aborder l'inconnu, lequel est ensuite examiné de plus près, c'est l'analogie, et nous entreprenons la tâche ardue d'en fournir une démonstration.

II

S'il est une affirmation se soutenant d'elle-même, c'est à coup sûr celle-ci : que la plus grande partie de l'humanité est encore bien loin d'entrer dans le grand mouvement scientifique de notre époque, mouvement qui va en s'accélérant d'une telle façon qu'il serait maintenant absurde de vouloir lui assigner des limites.

Ce qu'il y a de pire, c'est que, chez la plupart, cette ignorance est le résultat d'un parti pris et d'une indifférence calculée. On se refuse systématiquement à l'examen des questions les plus graves, on ne veut pas s'y risquer dans la crainte de ne plus pouvoir s'en dégager. Tout ce grand inconnu fait peur. Aborder ces problèmes épineux, c'est courir le risque d'y laisser la toison de ses illusions, et il est si doux et si commode de la conserver. Vous le voyez, c'est le procédé trop naïf de l'autruche qui se cache la tête devant le péril dans l'espoir de s'y soustraire.

Le philosophe qui entrevoit par la science la solution acceptable et satisfaisante des grands problèmes de l'existence, le philosophe pour qui les terribles dilemmes de la vie future, de la justice éternelle, ont perdu leur solidité, sera sans inquiétude et sans crainte ; mais les philosophes sont rares, et il en est autrement pour cette masse d'hommes qui passent dans la vie comme des ombres, les uns avec l'insouciance de la brute, les autres, plus intelligents, avec des terreurs continuelles. Ceux-là meurent sans avoir rien vu, ni rien connu, tristes sujets de réflexions pour des hommes éclairés qui s'affligent de cette misère intellectuelle.

Il est certain pourtant qu'un jour viendra où celui qui ignorera la nature de la lumière sera considéré comme l'est maintenant le sauvage habitant des bois, car les grandes vérités de la nature seront mises avec leurs preuves à la portée de tous.

Les quelques philosophes qui semblent avoir trouvé un point d'appui dans le vide, dont les méditations ont comblé l'infini, sont nommés matérialistes, et une véritable indiscrétion a attiré récemment l'attention sur eux. Le nom qu'on leur donne est tout à fait impropre ; il n'exprime que l'opposé du spiritualisme ou des systèmes religieux, qui ont eux-mêmes le premier tort d'avoir établi la distinction.

Ceux qu'on nomme ainsi ne sont que des hommes d'étude, les hommes de bonne volonté de l'Écriture, conséquents avec eux-mêmes, à qui il faut donner la paix parce qu'ils ne font pas d'écoles ou de propagande ; ils sont isolés et sont conduits malgré eux là où on leur reproche d'être allés.

La grande méthode qui leur permet d'aborder l'inconnu et parfois même de le serrer de très-près, c'est l'analogie.

Dans les sciences exactes, les faits qui se présentent les premiers sont les plus simples, et c'est par la suite que des questions plus compliquées sont résolues.

Dans les sciences d'observation ou sciences naturelles, qui, pour le moment, sont le plus en honneur en France, et qui, d'ailleurs, se rapprochent plus de nous-mêmes, c'est l'inverse, le fait est toujours présenté avec son maximum de complication.

La plus grande difficulté pour l'observateur consiste précisément à distinguer des parties élémentaires qui permettent d'établir l'analogie avec des faits similaires. Si cette analogie n'est pas complète, on trouve souvent que le fait nouveau est intermédiaire entre deux autres dont on n'avait pas tout d'abord saisi le rapport ; on a donc alors trois données avec lesquelles on essaie de former une loi.

On voit qu'en science une loi n'est que l'expression des analogies.

Or, la science, qui a besoin de l'intellect et du jugement, ne s'adresse qu'à la raison, laquelle ne peut saisir que des lois.

La science est donc faite de lois qui s'appuient sur l'analogie, laquelle est née de l'observation aidée du jugement et des aptitudes naturelles ou acquises par le travail.

C'est ainsi que la connaissance des fluides : chaleur, électricité, magnétisme, lumière, et de leurs transformations, c'est-à-dire leur changement les uns en les autres, a fait soupçonner l'existence de fluides analogues chez l'homme, et comme l'analogie de leurs transformations est tout à fait satisfaisante, il y a dans l'état actuel toutes raisons de croire d'abord à leur réalité.

La mesure de l'un de ces fluides soupçonnés chez l'homme, l'organicité, correspondant à la chaleur, confirme l'analogie des phénomènes qui se produisent autour de nous et en nous-mêmes, et la théorie de la transformation des fluides physiques et physiologiques reçoit par là sa base scientifique.

III

Les sciences exactes marchent directement des vérités connues à celles qui sont inconnues ; elles ont les moyens de bien poser la question ; elles savent la circonscrire et l'attaquer régulièrement; mais elles demandent une attention extrême, fortifiée par une longue habitude, et n'ont de limite que la puissance de tension des facultés intellectuelles : un progrès dans ces sciences est actuellement le suprême effort de l'intelligence humaine. Ici, rien n'est donné au hasard ou à une idée heureuse, rien à l'inspiration. C'est le combat corps à corps de la raison et de ses propres créations.

Elles nous représentent un édifice dont le plan est fatalement tracé d'avance et surgissant lentement comme sous la baguette d'un enchanteur. Là, point de retour en arrière ; ce qui vient d'être acquis est aussi solide que ce qui est antique.

Il n'en est pas de même pour les sciences d'observation, leur marche est bien du connu à l'inconnu ; mais combien il est difficile ici de poser des questions et combien plus encore d'en obtenir réponse !

Une question à peu près bien posée est ici admise d'abord comme résolue par l'affirmative, et elle est vérifiée indirectement ensuite par ses conséquences ; elle prend alors le nom d'hypothèse, et peut être plus ou moins heureuse, plus ou moins féconde, selon qu'elle correspond plus ou moins bien à l'état actuel de la science, ou qu'elle est un lambeau plus ou moins grand de la vérité.

Son sort est d'ailleurs de n'être jamais la vérité ; elle ne fait qu'y tendre en promettant de se transformer ; elle est fortement empreinte de notre propre nature et est toujours entachée de nos erreurs et de nos préjugés, dont l'épaisseur est formidable.

A part peut-être quelques grandes exceptions comme l'hypothèse de l'attraction universelle, ou celle des mouvements ondulatoires de l'éther, *toutes* sont destinées à disparaître comme de vieux vêtements usés et à être remplacées par d'autres qui auront le même sort.

Telle est la sorte de vérité qui est accessible à l'esprit humain dans l'ordre physique.

Le vrai, c'est pour l'humanité une direction ; l'absolu, qui est le but, se trouve à une distance infinie, et notre destinée ne paraît pas être d'y atteindre, car l'homme qui n'est dans l'espace qu'un point, dans le temps qu'un moment, n'est qu'un accident dans l'univers.

Lorsqu'une hypothèse principale s'accompagne d'un certain nombre d'hypothèses secondaires fondées sur la première et devant s'écrouler avec elle, l'ensemble prend le nom de système.

Dans quelques sciences d'observation l'hypothèse a dû prendre des développements immenses. Ces hypothèses ou systèmes se trouvaient nécessités en médecine, par exemple, par la complication du sujet et par l'utilité même de cette partie des sciences.

Ces hypothèses laissent bien loin derrière elles la science régulière, mais n'échappent pas néanmoins au besoin de s'y rattacher.

Ici les phénomènes se présentent avec leur maximum de complication.

Grâce à leur simplicité relative, on a pu ramener les phénomènes de la physique et de la chimie à des manifestations de l'attraction, de la chaleur, de la lumière, de l'électricité, du magnétisme, manifestations qui ont été isolées et étudiées dans leur simplicité. Mais en médecine, ou mieux en physiologie, c'est-à-dire la science de l'homme sain ou malade, une semblable analyse ne paraît pas possible au premier abord.

IV

Il y a deux moyens d'étudier l'homme. On sent bien que le sujet est décomposable en sujets plus simples, se rattachant plus directement à la physique et à la chimie et que ces sciences en expliqueront un jour une grande part; elles ont déjà commencé, grâce aux efforts des grands physiologistes de notre époque. Ainsi les mécanismes de la vue et de l'ouïe, la fonction de respiration, celle de digestion, etc., sont éclairés en partie. Cette méthode est bonne, mais trop lente.

La seconde est celle des systèmes basés sur des analogies hardies, dont, d'ailleurs, la première méthode n'est pas exempte (embryogénie).

Les faits sur lesquels reposent ces analogies sont, pour la plupart, des résultats de la pratique.

Malheureusement celle-ci est très-souvent servie par

une observation insuffisante. Ainsi on pourrait dire pres-
qu'à coup sûr, qu'en médecine, là où se trouve la bonne
pratique, se trouve aussi la mauvaise observation, et réci-
proquement. Cela arrive même ailleurs.

Comme exemples de ces hypothèses, citons les systê-
mes qui scindent encore le corps médical, le vitalisme
et le matérialisme (considéré ici comme l'opposé du
premier), la chimiâtrie, l'homœopathie, l'hydrothé-
rapie, etc.

Il en est qui, tout en ayant du bon, semblent dus à une
révélation particulière seule capable d'expliquer la conviction de leur auteur (Hahnemann).

Cependant leur action sur la thérapeutique particulièrement est bienfaisante, et elles sont nécessaires devant
ce que l'humanité demande à la médecine.

Aussi ce qu'on peut faire, c'est de choisir parmi ces
systèmes celui qui se rapporte le mieux aux faits observés et dont les analogies avec d'autres systèmes scientifiques fortement étayés sont les plus frappantes.

Rattachant ainsi la physiologie aux autres sciences,
nous trouverons chez l'homme des puissances qui ont de
grandes analogies avec les forces physiques, et dont les
transformations sont correspondantes.

Ces puissances, nous les nommerons :

Organicité, dynamisme, sentiment, intelligence.

Elles correspondent respectivement à :

La chaleur, l'électricité, le magnétisme, la lumière.

Non-seulement ces puissances physiologiques sont
analogues aux forces physiques par leurs effets, mais,
comme ces dernières, elles sont mesurables et elles peuvent se développer à volonté au moyen d'agents extérieurs,
se transformer les unes en les autres, se superposer, se
modifier, etc.

L'organicité, par exemple, correspond à la chaleur; ce
fluide physiologique a pour thermomètre l'organomètre
iodique, et les procédés de mensuration constituent l'organométrie.

V

Nos sens ne peuvent saisir que certains phénomènes physiques auxquels ils semblent spécialement appropriés ; nos oreilles sont faites pour percevoir les sons et sentir leurs différences, nos yeux pour apprécier la forme et la couleur des objets ; de même, certains caractères des corps qui nous environnent sont appréciés par l'odorat, le goût, le toucher.

Mais si nous examinons scientifiquement comment nos sens nous servent, nous les trouvons appropriés seulement à une partie de quelques phénomènes. Nous sentons par le toucher le contact d'un corps, et si ce corps vient nous causer une vive sensation par son contact trop brusque, nous éprouvons de la douleur ; si au contraire le corps qui nous touche nous quitte et nous retouche plusieurs fois très-rapidement, nous éprouvons un frémissement ou chatouillement bien différent de la première impression (tel est le mouvement de trépidation qu'on éprouve ordinairement en voyageant en chemin de fer).

Si le corps dont nous parlons accélère ses attouchements, nous ne percevons plus par le toucher qu'une sensation continue, et par l'intermédiaire de l'air notre oreille se trouve affectée ; nous avons alors la perception d'un son, très-grave d'abord, et le contact immédiat avec notre corps est devenu inutile (la bouilloire qui chante sur le feu frémit sous le doigt).

La physique prouve que l'air sert de véhicule, et que le mouvement ondulatoire qu'il reçoit par un oscillant rapide se transmet à un organe spécialement disposé pour apprécier cet ordre de vitesse.

Le son ainsi perçu persiste si notre oscillant augmente sa vitesse ; il en résulte une sensation de même nature que nous savons très-bien apprécier (c'est cette appréciation qui nous permet de goûter la musique).

Mais à une certaine limite, le son, devenu, dit-on, trop aigu, ne nous affecte plus. Ne pourrait-on supposer qu'il affecte encore des oreilles dont le pouvoir est renfermé entre d'autres limites et dont la construction est d'ailleurs bien différente ? Nous voulons parler des insectes qui savent communiquer entre eux, se donner des ordres et même des avis.

Telles sont les abeilles et les fourmis qui étonnent l'observateur par leur obéissance à un mot d'ordre.

Si nous augmentons successivement la rapidité de notre oscillant, nous trouvons une longue lacune, une grande marge de vitesse pendant laquelle nous ne savons ce qui se passe. Ainsi, au delà de 40,000 oscillations à la seconde, nous n'avons par aucun de nos sens connaissance d'un effet produit.

Est-ce à dire qu'il n'y ait rien ?

Jusqu'à 400 milliards d'oscillations par seconde, — ce qui est mesurable par le phénomène des anneaux colorés, — nous ne percevons rien. Mais là, un autre véhicule, un corps plus subtil que l'air, reçoit l'ébranlement et le communique. Nous commençons alors à percevoir la chaleur. Ici commence un autre ordre. La chaleur elle-même, que nous n'apprécions que par son intensité, a bien des degrés que nos sens ne connaissent pas. Il y a dans la chaleur autant de degrés que dans le son, c'est un son dont nous ne percevons que la puissance ou la force sans apprécier sa gravité ou son acuité.

Plus loin, si notre oscillant continue à augmenter sa vitesse, il arrive bientôt dans des limites où un autre organe pourra s'impressionner.

La lumière commence, et là nous apprécions, comme pour le son, la puissance et la gravité, qui sont ici l'intensité et la nuance.

Ici même tout est-il fini ? Pour nos sens, oui. Mais pour les phénomènes chimiques, non.

L'éther, ébranlé plus vite encore par notre oscillant, transmet alors à des molécules matérielles son mouvement, et les phénomènes chimiques (partie chimique obscure du spectre) sont les derniers témoins que nous puissions interroger de cette admirable manifestation du mouvement de la matière.

Au delà nous ne savons absolument plus rien.

VI

De l'examen qui précède il résulte pour nous que nos sens sont exclusivement faits pour nous mettre à même de résister à notre destruction matérielle, et de combattre les forces voisines de la nature; nous arrivons à saisir ainsi quelques aspects des corps, précisément parce que ces aspects nous sont immédiatement utiles.

Notre vue suffit, comme sens, pour nous avertir de la présence d'un précipice, notre oreille pour nous garer d'une bête féroce, pour nous attirer vers l'objet de nos désirs; ces conditions sont suffisantes pour exister, mais nous devons être bien convaincus que jamais nos sens ne nous présentent les choses avec leur véritable signification. Nous sommes fatalement voués aux illusions et aux préjugés; nous ne pouvons connaître la vérité qu'après avoir épuisé toute la série des erreurs possibles, cette série fût-elle infinie.

Cependant nos sens sont les seuls moyens de communication avec les choses qui nous sont extérieures. Ils sont les instruments de notre conception et fournissent la matière des spéculations de notre raison. Nous ne pouvons nous passer d'eux à aucun moment de notre activité. Les conceptions de la raison pure n'en sont point exemptes, malgré l'opinion des philosophes, et, heureusement, le concours de nos sens et de notre raison a pu nous conduire déjà sur le chemin de la vérité.

Nous avons reconnu en physique quatre fluides et nous avons défini ce que nous nommons matière pondérable.

Avons-nous ici constaté une différence qui existe réellement dans la nature? Non, car dans la nature tout ne fait qu'un, et les distinctions que nous faisons correspondent à notre manière de comprendre les phénomènes. La méthode que nous avons suivie n'est donc pas celle qui doit nous mener à approfondir la nature qui nous environne, mais c'est celle qui nous permet de faire le mieux dans la mesure de nos moyens.

VII

Pour nous donc, nous distinguons une science physique, et dans cette *science*, des phénomènes qui s'expliquent par les propriétés de la chaleur, de la lumière, de l'électricité, du magnétisme.

N'ayons donc pas la prétention d'expliquer mieux les phénomènes physiologiques, et remarquons que par une répartition analogue à celle des phénomènes de la physique, nous parviendrons à les classer en plusieurs parties correspondantes.

Il est en effet remarquable que la plus grande partie des faits de la santé ou de la maladie, montrent d'une façon évidente les mêmes manières d'être et les mêmes transformations de quatre fluides primitifs, que les phénomènes de la physique que nous regardons comme se passant sous l'empire de la chaleur, de la lumière, etc. C'est ce que nous développerons en quelques lignes.

Les quatre fluides de la matière font à eux seuls presque tout l'objet de la physique proprement dite.

Dans les phénomèmes de leur production et de leurs transformations, nous pouvons distinguer les derniers efforts triomphants d'une science qui arrive à son unité ; aussi ces phénomènes de transformation offrent-ils un immense intérêt aux yeux du philosophe.

Un boulet de canon porté au rouge vif ne renferme pas autant de chaleur que le corps d'un homme ordinaire.

Dans l'éclairage oxyhydrique de MM. Tessié du Motay et Maréchal, un bec d'un gaz incandescent vient déposer sur un morceau de magnésie ou de zircone une énorme quantité de chaleur, celui-ci cependant ne s'échauffe pas au delà d'un certain degré, il émet sous forme de lumière toute la chaleur qu'il reçoit en plus.

La chaleur à son tour devient courant électrique quand elle tombe sur les soudures des couples thermo-électriques ; ceux-ci sont tout simplement faits de deux baguettes de métaux différents, cuivre et bismuth, ou bien, platine et paladium ; ces deux baguettes, placées à côté l'une de l'autre et séparées sur toute leur longueur, sont seulement réunies par un de leurs bouts au moyen d'une soudure, et de chaque baguette part un fil conducteur. En échauffant la soudure, un courant passe dans les fils, et s'il passe au voisinage d'une boussole, il en fera dévier l'aiguille ; la déviation ainsi obtenue peut servir à mesurer l'échauffement des soudures, et on a de cette façon des thermomètres d'une telle sensibilité qu'ils accusent la présence d'un corps chaud comme une main, par exemple, à un mètre de distance.

Ils peuvent aussi servir à mesurer les hautes températures comme celle des fours à porcelaine.

On pourrait trouver des exemples de toutes les transformations entre ces quatre fluides, ce qui est une grande présomption qu'ils sont une seule et même chose vue sous divers aspects, et la science a résolu en partie le problème de savoir combien il faut de chaleur transformée pour produire tant en électricité, tant en lumière, etc., quel que soit le mode de transformation.

Mais le mouvement, à son tour, devient aussi chaleur, électricité, magnétisme et lumière, quand il est appliqué aux molécules des corps et non à toute leur masse. Le frottement qui ébranle la surface des corps solides, par exemple, devient électricité ou chaleur, ou l'un et l'autre ; on peut faire rougir un clou en le pétrissant sous le marteau.

Les machines magnéto-électriques qui servent à l'éclairage des phares, ont pour source de lumière un moteur mécanique, ordinairement une petite machine à vapeur.

Les quatre fluides sont donc des formes du mouvement dans les parties les plus ténues de la matière. Cependant ils sont doués chacun de propriétés bien différentes, et leur histoire rend compte d'une très-grande partie des phénomènes de la nature.

Ici donc l'hypothèse qui a admis ces quatre fluides

comme primitifs a conduit la science dans la voie de la vérité, et les quatre fluides partagent la science physique en quatre branches bien distinctes et qui ont pleinement leur raison d'être.

On concevra dès lors que nous proposions pour la médecine une marche analogue à celle qui conduit la physique à son unité.

VIII

Chez nous, quatre manifestations de la vie se montrent comme moyen de dépense de notre activité ; nous absorbons des molécules matérielles et nous les rejetons transformées ; nous avons épuisé quelque chose en elles. La chimie physiologique nous dit que les aliments sont brûlés en partie par l'acte de la respiration et ramenés à l'état d'un dérivé de l'ammoniaque par l'acte de la digestion. Dans les appareils physiques une pareille transformation exigerait l'émission des fluides physiques : *chaleur, lumière, électricité, magnétisme.* Chez nous la dépense est en partie cela ; mais en partie aussi elle est :

Organicité. — Activité propre des organes, propriété qui a fait admettre qu'ils ont une vie propre et indépendante de l'être. Ce qui semble d'ailleurs prouvé par l'anatomie comparée et par la physiologie. Cette organicité se révèle dans une foule de circonstances.

Les réactions produites par le froid de la neige à la suite duquel les mains deviennent rouges et brûlantes, les excitations produites par le froid subit sur le poumon et l'irritation qui en est la suite, la toux par exemple, la coloration du visage à la suite d'un repas copieux, sont des manifestations de l'organicité dans les organes affectés.

La dépense peut être toute mécanique, nous nommons *dynamisme* cette forme de la vie ; celle-là est intimement liée à la consommation.

Qui ne sait combien l'exercice développe l'appétit ? Le soldat en campagne consomme plus qu'à la caserne, et l'ouvrier astreint à un rude labeur manuel doit être nourri en conséquence.

Mais nous dépensons encore beaucoup en *sentiment*, mode qui paraît si bien lié aux autres que leur abondance ou leur manque influe d'une façon parfaitement claire sur la somme de sentiment que nous pouvons fournir. Ainsi le sentiment se développera précisément en l'absence du dynamisme et de l'organicité.

Les passions, qui sont spécialement du domaine du sentiment, ne se développent-elles pas dans l'oisiveté matérielle et intellectuelle ? On en voit des exemples dans la vie des femmes des grandes villes et dans les loisirs que donne la richesse.

Enfin, un dernier mode de dépense est celui par *intelligence*, et ce n'est pas le moindre des quatre, en notre temps surtout. C'est le plus épuisant de tous, et nombre de nos illustres dans les sciences, les arts, les lettres, savent que les heures consacrées au travail intellectuel leur sont plus onéreuses mêmes que les heures données au plaisir.

Les deux derniers modes correspondent à deux côtés de notre être moral, mais, pour nous, il n'en résulte pas moins la consommation des forces moléculaires des aliments et de l'air. On sait quel brûleur de carbone est notre cerveau, et les plus abondamment pourvus d'oxygène sont les plus puissants.

Philosophiquement, notre hypothèse des fluides physiologiques est inattaquable ; leur ensemble, c'est la vie humaine.

Pour nous, les manifestations de la santé correspondent toujours à un équilibre plus ou moins stable de l'émission de ces quatre fluides, laquelle correspond à une absorption de molécules dont les causes sont accidentelles.

IX

Ainsi, en physique, quatre fluides identiques dans leur essence, divers en leurs formes, dont l'histoire est celle de toute la science, et qu'on retrouve dans tous les phénomènes de la nature.

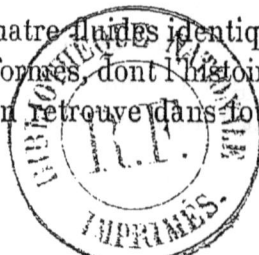

Ainsi, en physiologie, quatre formes distinctes, transformations d'une seule cause, qu'on retrouve dans toutes les manifestations de la vie.

Dans deux côtés transformations continuelles de l'un en l'autre, état d'équilibre momentané.

L'analogie s'arrête-t-elle là ?

Certes, si les phénomènes physiques peuvent se réduire en phénomènes plus simples, il n'en est pas entièrement de même dans l'art de guérir ; là, les phénomènes se présentent avec leur maximum de complications.

En effet, dans les phénomènes qui se passent autour de nous, nous ne saisissons que des questions de détail ; au contraire, pour ce qui concerne l'étude de l'homme, nous ne saisissons que l'ensemble. Nous ne pouvons savoir, par exemple, ce qui se passe sur toute la terre à un moment donné, mais nous apprécions dans l'ensemble ce qui se passe chez un homme qui souffre de la fièvre.

C'est cette difficulté de distinguer dans un phénomène physiologique des parties indépendantes et plus simples, qui a fait abandonner la méthode analytique pour l'étude de ces phénomènes, et qui a fait adopter ces nombreuses hypothèses dont la hardiesse a lieu d'étonner. Toutes ces hypothèses ont pourtant été insuffisantes ; aucune d'elles n'a pris un corps, et il semble que la médecine s'éloigne toujours de cette unité désirable, qu'une hypothèse choisie avec sagacité devrait tendre à lui faire acquérir.

Or, tous les phénomènes de la vie mettent en jeu l'un ou l'autre de nos quatre fluides. Nous les nommons ainsi parce que ce sont des êtres pour nous primitifs, qui sont, comme la lumière, impondérables.

Les manifestations des fluides dont nous parlons indiquent les états physiologiques ou bien les états de santé et de maladie de l'être vivant.

Il en résulte que l'étude de leurs transformations et des manières d'obtenir ces transformations à volonté, n'est autre que l'art de guérir, en même temps qu'elle forme une très-grande partie de la physiologie.

La maladie est donc l'exagération permanente, en plus

ou en moins, du mouvement de l'un de ces fluides dans l'ensemble ou dans une partie de l'économie humaine.

X

Le premier instrument vraiment scientifique qu'on ait connu est le thermomètre, qui mesure la température; c'était l'application de la mesure à l'un des fluides physiques.

Ensuite, les autres fluides ont été mesurés; ainsi la lumière, au moyen du photomètre pour son éclat; c'est au moyen du photomètre qu'on peut vérifier par exemple que l'éclat d'un bec de gaz est égal à celui de sept ou huit bougies.

Elle est mesurée dans sa nuance par la dispersion, soit l'effet du prisme, qui place, les unes à côté des autres, les couleurs diverses dont une lumière est faite, laissant des noirs là où les nuances manquent.

La lumière est encore mesurée par un instrument nommé actinomètre, quant à sa puissance chimique. On appelle ainsi un instrument dans lequel une réaction chimique s'accomplit sous l'action de la lumière qui agit pendant un temps donné; on mesure ainsi jusqu'à quel point la réaction est complète, soit par l'analyse, soit en recueillant, sur un instrument spécial, le courant d'électricité produit par cette action chimique.

Il y a là un moyen de connaître la température d'une source de chaleur qui ne se manifeste à nous que par la vue, les rayons qui ont une action chimique étant justement ceux qui sont émis à la plus haute température.

L'électricité se mesure en tension par l'électromètre à répulsion, petit pendule en sureau que la répulsion électrique écarte de la verticale d'un certain nombre de degrés.

Elle se mesurera en masse par le voltamètre, verre d'eau dans lequel l'électricité, en passant, détermine la séparation des éléments de l'eau; ces éléments se présentent à l'état gazeux, et leur volume indique la quantité d'électricité qui a passé dans l'appareil.

Le magnétisme se mesure de même, sur un morceau de fer, par le poids qu'il peut porter, ou par les oscillations d'une boussole voisine.

Les fluides physiologiques sont également susceptibles d'une pareille mesure.

Le premier, c'est l'*organicité*, qui, pour nous, par ses analogies, correspond à la chaleur. Son instrument de mesure correspondra au thermomètre.

L'organicité est cet élément variable qui cause l'activité vitale dans tous les organes du mouvement et des sens; c'est elle qui préside aux sécrétions et aux absorptions; elle peut être augmentée ou diminuée, localisée ou étendue. Quand elle est contenue en chaque place, entre certaines limites, elle présente pour chaque organe et pour l'ensemble, la première condition de la santé; c'est quand l'organicité est atteinte, que le symptôme de la maladie apparaît.

Le moyen de la mesurer dans une partie de l'individu ou dans l'ensemble, c'est de rapporter son excès ou son défaut dans les mêmes parties, à l'excès ou au défaut d'organicité que produit un médicament, ou plus justement, un instrument médical spécialement fait et dosé pour cet objet, instrument étudié sous le rapport de son action et capable de reproduire le même effet.

Cet instrument est l'*organomètre iodique*.

XI

Lorsqu'en usant des précautions voulues, on fait sur la peau, revêtue de l'épiderme, une application d'iode séparé de sa dissolution alcaline par l'acide tartrique, on observe un phénomène physiologique qui présente les divers degrés suivants :

DEGRÉS de l'organo-mètre.	QUANTITÉ d'iode par centim. carré.	PHÉNOMÈNES physiologiques locaux après l'absorption de l'iode.	TEMPS nécessaire à l'absorption de l'iode.
	Grammes.		
1°	1/5 de milligr.	L'excitation n'est pas perçue; la combinaison, formée par le contact de l'iode et du tissu organisé, disparaît sans laisser de traces apparentes.	15 à 20 minutes.
2°	1/4 de milligr.	Légère sensation de chaleur, coloration rose pâle.	20 à 30 minutes.
3°	1/3 de milligr.	Sensation de picotement; coloration rose.	45 minutes à 1 heure.
4°	1/2 milligr.	Sensation de chaleur très-vive; coloration rose vif.	1 heure à 1 h. 30 m.
5°	1 milligr.	Sensation de brûlure; coloration rouge violacé.	1 h. 30 min. à 2 heures.
6°	1 milligr. 1/2	Sensation de brûlure profonde; apparition de phlyctènes disséminées.	2 à 3 heures.
7°	2 à 3 milligr.	Douleur extrêmement vive; vésication semblable à celle que l'on obtient au moyen de l'emplâtre de cantharides.	3 à 4 heures.

Le fait physiologique observé est donc évidemment un mouvement de la matière organisée vivante, lequel s'opère, et sous l'influence des fluides qui naissent de l'action chimique, et par le fait de la combinaison de l'iode avec le tissu vivant, de telle sorte que, les manifestations de ce mouvement rapprochées de celles que le calorique détermine dans les corps de la matière inerte, — conduisent à admettre l'hypothèse d'un fluide organique qui dans le tissu vivant opère ce mouvement, de même que le calorique en opère un dans les corps inertes.

Cette hypothèse étant admise, l'analyse du phénomène physiologique mène à l'étude de l'organicité ou chaleur physiologique, aussi inévitablement que l'analyse du phénomène physique des variations de volume du mercure dans le thermomètre a conduit à l'étude du calorique (1).

Dès que, de l'hypothèse on entre dans la mise en pratique du système que nous préconisons, on voit d'abord que ce qui se passe en un point peut se passer dans l'économie tout entière.

La tension de l'organicité produira l'inflammation d'un organe, et la médication aura pour but de remplacer, dans certains cas, l'organicité de tension dans un organe, par l'organicité de masse qui facilite le rétablissement de l'équilibre dans les grandes fonctions naturelles.

Ceci nous conduit à chercher, pour les autres fluides, des moyens de mesure analogues. Nous verrons que, sans le savoir, bien des procédés médicaux, sanctionnés par la pratique, ne sont que des applications de la théorie des fluides physiologiques, — applications faites sans la ressource de leur mesure.

XII

Les quatre principales manifestations de la vie se trouvent dans l'état de santé à un certain état d'équilibre. Cet état est variable d'un individu à un autre, et pour le même individu d'une période de la vie à un autre. C'est cette sorte d'équilibre ou de relation entre les fluides, *organicité, dynamisme, sentiment, intelligence*, qui forme le tempérament, et, selon que l'un ou l'autre des fluides prédomine, on dit d'un individu qu'il a le tempérament sanguin, nerveux, etc.

Les tempéraments intermédiaires seront caractérisés

---

(1) Au premier rang des influences nombreuses qui développent le fluide organique dans le tissu vivant, il faut certainement placer l'iode.

Voici maintenant un procédé qui sert tout à la fois à produire méthodiquement l'augmentation du fluide et à mesurer son intensité dans les phénomènes pathologiques.

Ce procédé, qui rend en quelque sorte mécanique l'effet physiologique des applications d'iode, consiste dans la disposition de deux papiers contenant des quantités déterminées de sel iodique ($5 Na I + Na O, IO^5$) et d'acide tartrique.

aussi facilement par la prédominance de deux fluides, ou par le manque relatif des autres.

Nous trouverons donc dans l'organométrie et dans la mesure analogue des autres fluides organiques, un moyen précis de chiffrer le tempérament.

Tel individu, en raison de la prédominence d'un de ces fluides, ou de la disposition des autres à se transformer en celui-là dans presque tous les cas, se trouvera exposé aux accidents qui résultent de l'excès de ce même fluide.

Et ainsi on s'explique l'action bien différente, suivant les individus, des circonstances perturbatrices. C'est ainsi que le refroidissement amènera chez l'un un rhume de cerveau par localisation d'organicité, c'est-à-dire d'inflammation locale, chez l'autre un développement général du dynamisme qui se traduit par le besoin d'agir.

D'autres effets se manifestent si le refroidissement est un peu prolongé chez l'individu à organicité prédominante ou momentanément acquise, c'est le cas de l'individu en état d'ivresse.

Il survient successivement de la prostration, de l'engourdissement et enfin la mort, par transformation de tous les fluides en un seul, et par l'épuisement de celui-ci.

D'autres cas de transformation se présentent fréquemment. Ainsi nous voyons généralement que quand nous avons manié de la neige nos mains deviennent le siége d'un grand développement d'organicité ; au sortir d'un endroit chaud, le froid du dehors agira sur un individu intelligent autrement que sur celui qui fournit plus facilement de l'organicité; tandis que celui-ci éprouvera la fièvre suivie peut-être d'une pleurésie, chez le premier, un frisson se fera sentir, mettant l'intelligence en éveil et en garde contre un danger plus ou moins menaçant.

En résumé, l'organométrie permet de chiffrer déjà un des termes du tempérament, et elle permet ensuite, à l'homme de l'art, de comparer l'état de trouble avec l'état moral; elle l'avertit de tenir compte de la prédominance des modes de transformation plus faciles.

Déjà les médecins ont, dans la pratique, admis ces

mesures dans les cas de lésions organiques ; ainsi on distingue les divers degrés d'altération du tissu pulmonaire par les expressions : hépatisation rouge, hépatisation grise, etc.

Les désorganisations produites par les brûlures ont été distinguées en plusieurs degrés, selon leur gravité plus ou moins grande, selon certains tissus.

Dans les maladies qu'on ne peut rapporter comme effet à une lésion organique, on a aussi fait quelques tentatives de mensuration ; mais ces essais, faute d'être guidés par une idée juste, ont presque toujours été stériles, parce qu'ils sont restés dans le sens de la description sans que jamais ces mesures sans précision aient servi de base sérieuse à la mensuration du remède.

C'est une grande lacune que l'organomètrie aura comblée quand elle sera complète, et que, semblable aux fluides physiques qui se mesurent tous au moyen de la déviation de l'aiguille de la boussole, les fluides physiologiques auront un moyen commun de mensuration qui permettra de les comparer l'un à l'autre sous le rapport de leur puissance perturbatrice ou curative.

XIII

L'hypothèse de la transformation des fluides organiques que nous avons justifiée et établie précédemment, comme base d'une science régulière concernant l'homme, est celle qui doit se présenter la première à l'esprit, pour quiconque est muni des éléments de la science générale et dégagé absolument de tout préjugé classique. Les quatre fluides physiologiques que nous avons admis, se manifestent dans l'organisme humain, avec autant d'évidence que les fluides physiques dans la matière.

Les uns et les autres paraissent d'abord primitifs, simples et indépendants ; ce n'est qu'un examen attentif qui, permettant de saisir les transformations, apporte l'unité dans ces quatre aspects différents d'une même chose.

Si nous sommes autorisés à concevoir les choses en

physiologie telles que nous les voyons en physique, l'étude de nos quatre fluides organiques, leur mesure et leurs transformations constituent la science physiologique. De plus, cette science trouve ainsi son plan tout fait, grâce à la physique qui en prépare les voies.

Si nous avons fait passer cette conviction dans l'esprit du lecteur, il apercevra dès l'abord la nécessité et la possibilité de classifications et nomenclatures régulières des états physiologiques, sujets de nos études, et la formule indispensable d'une pratique médicale revêtue d'un caractère vraiment scientifique.

Comme éclaircissement de ce que nous venons de dire, nous appelons l'attention sur quelques faits très-simples.

Un malade atteint de fièvre voit venir son médecin ; par le seul fait de la présence de celui-ci, les conditions physiologiques de ce malade vont changer ; le pouls ne donnera plus les mêmes indications que tout à l'heure.

Il s'est fait ici une transformation de sentiment en organicité, ou d'organicité en sentiment, c'est-à-dire que la fièvre a été augmentée ou diminuée, ou que de locale elle est devenue générale, selon des circonstances que le médecin peut apprécier, et l'observation montre que la transformation parcourt plusieurs phases dans le court espace d'une visite.

Voici un sujet qui ne peut tenir un instant en place ; il a des inquiétudes et ne peut supporter le lit ; si dans ces conditions le malade vient à prendre un bain chaud, à recevoir une certaine excitation de la peau, aussitôt le système musculaire se trouve calmé ; mais, remarquez bien, que l'agitation a fait place à la fièvre, ou si l'on veut s'exprimer scientifiquement, que le dynamisme s'est transformé en organicité.

Autre exemple : quiconque pratique le travail de l'esprit et exerce son cerveau plus que ses membres, peut se rappeler l'état douloureux dans lequel il se trouve lorsqu'étant au lit, le sommeil et la fixité des idées sont impossible à obtenir. Cet état si pénible ne peut se terminer

que par une transformation et durera jusqu'au moment
où la fièvre le fera disparaître.

Nous avons tous les jours des exemples de crises, dans
les maladies aiguës particulièrement, qui pour nous sont
des effets de transformations analogues à celles qui sont
observées pour la chaleur, l'électricité, etc., c'est-à-dire,
qu'arrivé à un certain degré de tension ou d'accumulation,
le fluide se transforme de lui-même.

Qui ne sait, par exemple, qu'un *bobo* est en voie de gué-
rison, lorsqu'il commence a produire de la démangeaison?
Eh bien, ce phénomène si commun et si vulgaire est une
transformation d'organicité en sentiment.

Tout le monde sait encore combien la présence d'une
personne aimée amène de changements dans l'état physiologique de certains malades. Une intuition de cette
vérité a du faire naître ces conceptions des poëtes où l'amour
vient guérir les blessures qu'il a faites. Eh bien, n'est-ce
pas un cas où un sentiment exagéré subitement par une
circonstance particulière, opère une transformation de
l'organicité en sentiment, phénomène tout-à-fait analogue à celui qui produit la syncope à la vue du sang fourni
par la saignée?

Les manifestations de l'intelligence sont également ap-
préciables et les transformations que nous observons sont
aussi variées que celles des autres fluides.

L'individu envahi par un sentiment très-vif, joint à une
grande force de caractère, paralyse longtemps les ravages
que doit entraîner une maladie de nature inflammatoire,
de même que la peur unie à l'ignorance rend quelquefois
mortelle une affection qui, par elle-même, ne mettrait pas
l'existence en péril.

Ainsi donc : puisque pour nous les lésions organiques
sont secondaires, puisque l'état variable d'équilibre des
quatre fluides de l'économie est la cause première des
états physiologiques chez l'homme sain et malade, la
nomenclature qui pourrait traduire les faits devra s'atta-
cher à dire pour chaque état physiologique lequel des
fluides se trouve en excès par exemple, ou bien quel est

le fluide de facile transformation ; chaque mot traduisant ainsi la proportion relative à l'organicité, du dynamisme, du sentiment, de l'intelligence dans les états physiologiques correspondant eux-mêmes aux actes de l'humanité.

XIV

La valeur d'une hypothèse se mesure à la quantité de faits qu'elle explique et aux nouveaux horizons qu'elle ouvre aux investigations de la science. Nous allons montrer comment notre nouvelle hypothèse s'accorde avec les faits ordinaires de la vie, faits qui sont en définitive le fond et le sujet de la science physiologique.

Les fluides que nous avons indiqués comme primitifs et qui sont pour nous les représentants de la force vitale se manifestent dans toutes les circonstances de la vie active.

Quelques exemples vulgaires nous permettront d'éclaircir ce point si important de notre manière de voir.

Si nous considérons nos quatre fluides : organicité, dynamisme, sentiment et intelligence, nous pourrons examiner l'effet de leur prédominance d'abord un à un, puis deux à deux, puis trois à trois. Cet examen nous fournit tout naturellement un moyen de classification des effets physiologiques, capable de fournir à son tour une nomenclature correspondante des états pathologiques.

L'organicité offre par excès, ou par défaut, deux états opposés dans ses manifestations ; le premier est la fièvre, l'autre l'anémie, que nous considérons ici comme des états passagers, non comme des maladies.

De même le dynamisme présente la spontanéité d'action ou le besoin de mouvement d'une part, et d'autre part la prostration, état que chacun a pu observer bien des fois.

Le sentiment se montre dans les phénomènes de sensibilité excessive et aussi dans les moments d'insensibilité.

L'intelligence elle-même est très-variable dans sa manière d'être, et les circonstances sont nombreuses qui influent sur la facilité ou la difficulté de la compréhension.

Si nous considérons l'effet de nos fluides deux à deux, nous voyons que l'alliance de l'organicité et du sentiment se montre dans des circonstances très-bien déterminées, comme dans l'amour, par exemple, où cette union du matériel et du spirituel fait le désespoir de Grandisson et la joie de Rabelais.

L'organicité et l'intelligence se montrent dans tous les cas de surexcitation morale causés soit par le café, soit par le hatschich ou le protoxyde d'azote. Le trait de génie et le délire sont aussi les effets observés dans ce cas.

On trouve des cas de manifestation de l'organicité et du dynamisme dans les états de lassitude du corps ou de l'esprit; là, l'organicité se plaint de la dépense du dynamisme (le sentiment de chaleur et de lassitude qui à un moment accompagnent la marche forcée).

Le dynamisme et le sentiment agissent ensemble dans les efforts passionnels et dans les mouvements involontaires causés par la peur ou la souffrance; nous rangeons ici tous les mouvements dits instinctifs.

De l'association du dynamisme et de l'intelligence résulte la volonté dans le bien et dans le mal, et ici nous entrons dans l'ordre moral. Remarquons en passant que nous ne séparons pas dans notre système l'homme physique de l'homme moral, nous restons dans un ordre exclusivement scientifique.

Parmi les faits que nous regarderons comme produits par le sentiment et l'intelligence, nous compterons les faits d'avarice, ceux d'imprévoyance, le fait du pressentiment, du préjugé, et nous n'écarterons pas même la foi et le fanatisme.

Trois fluides peuvent prédominer ensemble en quantités variables; ainsi, lorsque l'organicité manque, nous pouvons observer la pâleur dans le danger, n'excluant pas d'ailleurs les effets du dynamisme ni des autres fluides qui portent à braver la menace du fait.

La syncope est l'effet du manque de dynamisme.

Le manque du sentiment, accompagné de la prédominance des autres fluides, se traduira par les actes de cruauté ou de sauvagerie, ou par l'emportement.

Quant au manque d'intelligence, nous laissons au lecteur le soin de chercher les exemples.

Ce qui précède suffit pour démontrer qu'il n'est aucun phénomène vital qui ne soit à la fois le produit et l'effet d'un ou de plusieurs fluides, lesquels sont pour nous l'individu tout entier, et comprenant la partie matérielle et la partie immatérielle de l'être. Nous sommes conduits à ne point séparer ces deux choses, qui, pour tous ceux qui comprennent le sens de la science moderne et ses tendances, ne doivent plus jamais se séparer.

XV

Toute science nouvelle demande nécessairement une terminologie nouvelle. Aux idées nouvelles, les noms nouveaux.

Pour que dans notre système les faits puissent se classer et s'interpréter comme dans les autres sciences, nous proposerons une classification se rapportant à nos quatre fluides. C'est ainsi que tous les faits qui dériveront d'un excès d'organicité, constitueront une perturbation que nous nommerons *organie*, et nous établirons de la même manière la *dynamie*, la *sensie* et l'*intelligie*. Ces termes, d'ailleurs, n'ont aucun caractère définitif, et nous les offrons ici à titre provisoire.

Si un ensemble de faits observés nous montre la prédominance de deux de nos fluides, soit l'organicité et le dynamisme, nous nommerons la perturbation *organo-dynamie*, mettant ensuite les deux noms à la suite l'un de l'autre, dans l'ordre où nous les avons toujours énoncés.

Si l'un des deux fluides prédomine dans le phénomène, c'est la dénomination du fluide dominant qui servira de terminaison, ce qui donnerait les déterminations d'organo-dynamie et de dynamo-organie.

Lorsqu'il y a trois fluides prédominants dans un même mouvement, comme cela se présente dans les phénomènes du rire et des larmes, la dénomination devenant barbare, il y aurait lieu de créer de nouveaux termes scientifiques, et il nous semble qu'il y aurait peut-être quelque utilité à créer ici tout un langage spécial.

On est tenté de le croire du moins lorsqu'on songe à la pauvreté de la langue française, et à la cacophonie qui résulterait des termes auxquels notre classification devrait recourir.

Pour simplifier les termes de la classification, nous avons exposé dans une lettre, remontant à six ou sept ans, qu'en ajoutant la première syllabe du nom des fluides exprimant un mouvement physiologique, il conviendrait tout d'abord de donner au fluide dominant la dénomination terminale.

Mais cela n'est qu'un moyen terme, attendu que dans le mouvement de trois fluides, l'un peut y exercer une action comme un, le deuxième comme trois, le troisième comme sept ou plus, et nous avions désigné l'ensemble du mouvement des fluides par une classification qui tenait compte du nombre des fluides, avec la terminaison du vocable spécifiant le fluide dominant.

Mais notre indication ne donnait pas la proportion, l'état exact de la mesure de chacun des fluides en action, ce qu'il faudrait faire.

On comprend donc que cette classification peut être poussée plus loin. Les cas pathologiques si nombreux pouvant être caractérisés par la même méthode, et par abréviation, exprimer un fait, c'est classifier un phénomène en conformité du mouvement des fluides organiques, dans l'état de santé ou de maladie, et bien entendu, sans le secours d'une mensuration régulière.

Pour qu'il en fût autrement, dans le phénomène considéré seulement dans l'ensemble de l'économie, il conviendrait que la dénomination fût l'indication de la relation, c'est-à-dire de la proportion dans laquelle intervient chacun des trois fluides pour la production du même phénomène.

C'est déjà d'un langage nouveau qu'il s'agit.

Quant à la nomenclature qui suivra, elle devra expri-

mer les divers degrés des mouvements des fluides organiques dans les états physiologiques, et le nom de maladie,
n'exprimant que les états physiologiques extrêmes, n'est
pas, on le comprendra aisément, un terme régulièrement
scientifique.

Mais comment peut-on établir une nomenclature scientifique basée sur la théorie des fluides physiologiques ?

L'organisme humain est composé d'une grande quantité d'organes qui semblent dans une certaine mesure
vivre d'une vie indépendante.

Chacun de ces organes à son tour se trouve composé
des mêmes éléments anatomiques, et ces éléments sont .
les tissus qui sont en anatomie comparée, les corps simples, comme les principes immédiats sont les corps simples en chimie organique.

C'est là, selon nous, qu'on trouvera les éléments de la
nomenclature physiologique. Pourtant, il reste à se de-
mander si la science générale est assez avancée pour
réaliser cet idéal.

XVI

Les quelques exemples que nous avons signalés suf-
fisent sans doute pour faire comprendre le parti qu'on
peut tirer de l'observation directe et primitive des faits qui
nous entourent. On peut apercevoir qu'il serait possible
d'établir des classifications et nomenclatures plus géné-
rales, celles basées sur la théorie de la transformation des
fluides physiques et physiologiques, et embrassant tout
l'ensemble des phénomènes terrestres et humains.

Nous ne sommes plus actuellement à la naissance de la
science. Pour apprendre que la terre est ronde et tourne
autour du soleil, il ne nous faut plus des événements
exceptionnels dans notre vie, et nous ne sommes plus au
temps où un précepte de sagesse suffisait pour déterminer
une vocation et faire naître un génie.

A une époque reculée on comprend qu'il était absurde
de poser sur la nature des choses des hypothèses qui ne

pouvaient être affranchies des plus grossières erreurs de nos sens.

L'organisme humain dans sa complication ne pouvait être compris alors dans ses manifestations ; cependant les hypothèses hardies d'Hippocrate et de Galien, de Paracelse et de Broussais ont eu sur la science médicale une influence immense.

Actuellement, éclairés par l'expérience de tant de siècles, par les progrès des sciences modernes surtout, nous jugeons l'objectif de toutes les pensées de l'humanité. Le sujet de toute science, l'être humain, est moins inabordable à l'observation directe, et c'est en observateur accoutumé à la précision de la science moderne, que prenant l'homme comme sujet, nous posons les bases de son explication. Aidé que nous sommes par l'humanité pensante, sentant que nos efforts ne sont plus ceux d'un être isolé au milieu de la société, mais d'un travailleur qui résume en lui une partie quelconque des idées de son temps, nous offrons nos idées comme les résultantes des efforts communs de toute une génération. Ici comme ailleurs, du reste, la pensée humaine n'est plus confinée dans une tête élue et privilégiée, mais elle s'éparpille et se multiplie pour ainsi dire dans une immense quantité de cerveaux qui agissent ensemble sous une même impulsion et dans un même but.

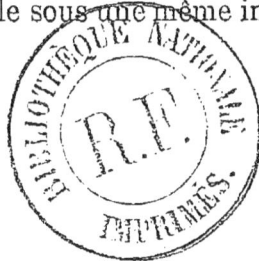

FIN

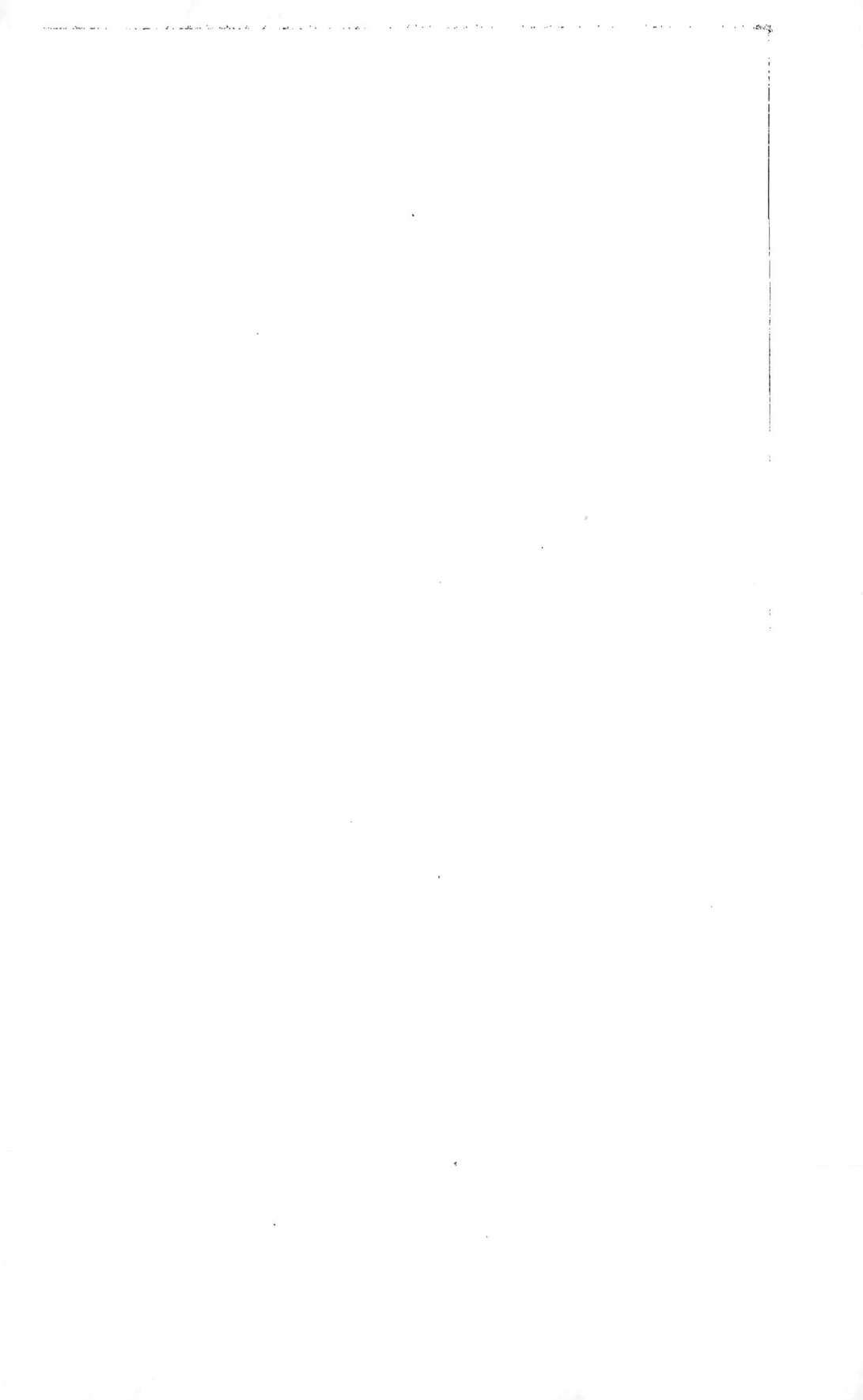